# Carnet Minceur

## 150 aliments faibles en calories qui vous aident à perdre du poids

Vous pouvez maintenant contrôler votre apport calorique presque sans effort et vous perdrez du poids plus facilement.

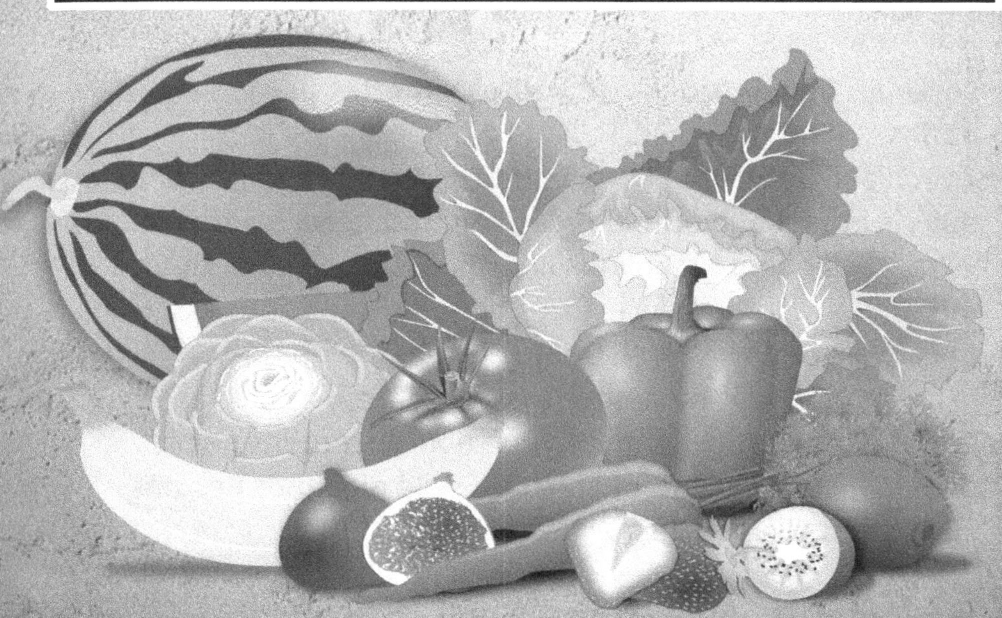

Manger est nécessaire pour maintenir une bonne santé générale. Il est vrai que les bons aliments seront nécessaires pour nous maintenir en parfaite condition, mais il n'est pas seulement bon de savoir choisir des aliments qui couvrent tous les besoins nutritionnels de notre corps, car souvent nous devons simplement prendre en compte une série de petits gestes lorsque nous mangeons qui nous aideront beaucoup à contrôler le poids. C'est pourquoi, à cette occasion, nous voulons nous arrêter sur ces points que nous pouvons désormais garder à l'esprit.

Habituellement, lorsque nous nous nourrissons, nous tenons compte des nutriments que nous mettons dans notre bouche. Compter les calories et garder à l'esprit ce que nous mangeons est une pratique très courante lorsqu'il s'agit de prendre soin de notre ligne. Mais il est vrai que bien souvent, il ne s'agit pas seulement de ce que nous mangeons, mais aussi de la manière dont nous le faisons, car les habitudes que nous prenons lorsque nous nous asseyons pour manger sont très importantes et peuvent, dans de nombreux cas, laisser beaucoup à désirer. Passons donc en revue quelques-unes des erreurs les plus flagrantes qui peuvent nous faire grossir sans nous en rendre compte.

**Servir les aliments dans de petites assiettes pour manger moins**

Tout d'abord, arrêtons-nous sur un point essentiel, à savoir que dans la grande majorité des cas, nous mangeons à travers nos yeux, et ce que nous voyons nous pousse à manger plus ou moins. C'est pourquoi il est très bon que nous nous asseyions pour manger un vrai trousseau. C'est-à-dire que si nous servons la nourriture dans de petites assiettes lorsque nous les voyons plus pleines, il nous semblera que nous ingérons une plus grande quantité de nourriture que celle que nous portons réellement à la bouche.

La même chose se produit avec leur présentation. Si nous divisons la nourriture en plusieurs assiettes, il semblera que nous mangeons plus, bien que la quantité soit en réalité égale ou inférieure. Cependant, nous devons faire attention aux quantités...

## Suivre méticuleusement le rituel alimentaire

Suivre le rituel alimentaire est très bon pour manger moins, puisque la base d'un régime correct est de bien mâcher la nourriture et de prendre notre temps lorsque nous sommes assis à table. Si nous suivons le rituel de la table, nous arriverons à bien mâcher et à manger calmement. Pour cela, il est nécessaire de s'asseoir à table, de servir les plats et de respecter les horaires. Manger calmement fera savoir à notre cerveau que nous absorbons de la nourriture et donnera les ordres pertinents pour satisfaire notre appétit. Lorsque nous mangeons à la hâte, cela n'arrive pas parce qu'en mangeant à la hâte, nous engloutissons rapidement la nourriture, à tel point que le cerveau n'a pas le temps de le découvrir et que lorsque c'est le cas, nous avons beaucoup mangé.

## Attention à la table

La table est un autre problème quand on ne veut pas prendre de poids. En règle générale, après avoir mangé, notre corps réclame de la douceur. Pour cette raison, la table est un danger. Il est vrai que la détente est nécessaire lorsque nous mangeons, mais elle ne doit pas être excessive, car nous nous détendons à l'excès et c'est à ce moment que nous tombons généralement dans la tentation de consommer des aliments sucrés riches en calories et en graisses. Il est donc bon que nous nous activions juste après avoir terminé le repas ou que nous mettions en bouche des aliments alternatifs tels qu'un yaourt écrémé ou un fruit, qui nous aident à combler ces besoins de manger quelque chose de sucré.

**Contrôlez votre consommation d'alcool pour éviter d'ajouter
des calories**

À côté de la table, il y a un point que nous ne prenons presque
jamais en compte à l'heure du déjeuner, et c'est la boisson. La
plupart d'entre nous ne réalisent pas qu'il s'agit d'un aliment
comme les autres qui nous fournit des calories de la même
manière que les aliments solides. C'est pourquoi nous devons
savoir comment choisir le type de boisson que nous allons
consommer, car elle peut nous fournir quelques calories
supplémentaires sans que nous nous en apercevions. C'est
pourquoi l'eau est une bonne alternative qui nous hydratera
sans aucune calorie. Parallèlement, il est important que nous
nous activions dès que nous avons fini de manger pour
commencer à brûler des calories le plus vite possible.
Cependant, comme nous faisons la digestion, nous ne pouvons
pas faire des activités trop intenses.

**Alors pour perdre du poids, vous devez brûler plus de calories
que vous n'en consommez, et manger des aliments avec peu
de calories est un extra . Pour cette raison je vous ai préparé
une liste de plus de 150 aliments classés par catégories et triés
par leur nombre de calories dans une ration de 100 grammes.**

**Vous pouvez maintenant contrôler votre apport calorique
presque sans effort et vous perdrez du poids plus facilement.**

| ALIMENTS | VALEUR CALORIQUE |
| --- | --- |
| **Légumes** | |
| Cornichons | 11 calories |
| Pousses de taro (igname) | 11 calories |
| Cresson | 11 calories |
| Chou chinois | 12 calories |
| Concombre | 12 calories |
| Laitue | 15 calories |
| Pourpier | 16 calories |
| Radis | 16 calories |
| Citrouille | 16 calories |
| Tomates | 18 calories |
| Bette à carde | 19 calories |
| Choucroute | 19 calories |
| Asperges | 20 calories |
| Poivrons | 20 calories |
| Bourrache | 21 calories |
| Feuilles de betterave | 22 calories |
| Champignons blancs | 22 calories |

| ALIMENTS | VALEUR CALORIQUE |
| --- | --- |
| Gombo | 22 calories |
| Navets | 22 calories |
| Chou-fleur | 23 calories |
| Épinards | 23 calories |
| Aubergines | 24 calories |
| Roquette | 25 calories |
| Spiruline | 26 calories |
| Le brocoli | 28 calories |
| Cœur de palmier | 28 calories |
| Chou frisé | 28 calories |
| Poireaux | 31 calories |
| Ciboulette | 34 calories |
| Choux de Bruxelles | 36 calories |
| Piments forts | 40 calories |
| Oignons | 40 calories |
| Des carottes | 41 calories |
| Betterave | 43 calories |

| ALIMENTS | VALEUR CALORIQUE |
| --- | --- |
| Artichauts | 47 calories |
| Pommes de terre | 58 calories |
| Patates douces | 76 calories |
| Pois | 81 calories |

| ALIMENTS | VALEUR CALORIQUE |
| --- | --- |
| les Fruits | |
| Citrons | 20 calories |
| Rhubarbe | 21 calories |
| Pamplemousse | 30 calories |
| Limes | 30 calories |
| pastèque | 30 calories |
| Acérola | 32 calories |
| Fraises | 32 calories |
| Melon cantaloup | 34 calories |
| Papaye | 39 calories |
| Pêche | 39 calories |
| Figuier de Barbarie | 41 calories |
| Les poires | 42 calories |
| Blackberry | 43 calories |
| Mûres | 43 calories |
| Groseille | 44 calories |
| Nectarine | 44 calories |
| Ananas | 45 calories |

| ALIMENTS | VALEUR CALORIQUE |
| --- | --- |
| les Fruits | |
| Canneberges | 46 calories |
| Les prunes | 46 calories |
| mandarine | 47 calories |
| Nèfle | 47 calories |
| Les Oranges | 47 calories |
| Les pommes | 48 calories |
| Abricot | 48 calories |
| Feijoa (goyave) | 49 calories |
| Framboises | 52 calories |
| Myrtilles | 57 calories |
| Coing | 57 calories |
| Kiwi | 61 calories |
| Cerises | 63 calories |
| Mangue | 65 calories |
| Raisin | 69 calories |
| Cherimoyas | 74 calories |

| ALIMENTS | VALEUR CALORIQUE |
|---|---|
| **les Fruits** | |
| Raisin | 69 calories |
| Cherimoyas | 74 calories |
| Figues | 74 calories |
| Grenade | 83 calories |
| Les bananes | 89 calories |

| ALIMENTS | VALEUR CALORIQUE |
| --- | --- |
| les viandes | |
| Blanc de dinde | 100 calories |
| Cuisse de dinde | 108 calories |
| Blanc de poulet | 110 calories |
| Poulet rôti | 111 calories |
| Foie de poulet | 116 calories |
| Steaks de boeuf | 117 calories |
| Boeuf | 119 calories |
| Filet de boeuf | 126 calories |
| Foie de boeuf | 135 calories |
| Burger de boeuf | 137 calories |
| Filet de boeuf | 148 calories |
| Filet de porc | 106 calories |
| Filet de boeuf | 110 calories |
| Côtes de veau | 120 calories |
| Gigot d'agneau | 125 calories |
| Foie d'agneau | 139 calories |
| Chèvre rôtie | 143 calories |

| ALIMENTS | VALEUR CALORIQUE |
| --- | --- |
| Poissons et fruits de mer | |
| Huîtres | 68 calories |
| Palourdes | 74 calories |
| Sépia | 79 calories |
| Morue | 82 calories |
| Poulpe | 82 calories |
| Moules | 86 calories |
| Aiglefin | 87 calories |
| Brochet | 88 calories |
| Pétoncles | 88 calories |
| Langouste | 90 calories |
| Perche | 91 calories |
| Calmar | 92 calories |
| Turbot | 95 calories |
| Surimi | 99 calories |
| Crevettes | 100 calories |
| Maquereau | 105 calories |

| ALIMENTS | VALEUR CALORIQUE |
|---|---|
| **Poissons et fruits de mer** | |
| Saumon rose | 116 calories |
| Thon en conserve dans l'eau | 116 calories |
| Anchois | 131 calories |
| La truite | 148 calories |
| Hareng | 158 calories |
| Saumon rouge | 168 calories |

| ALIMENTS | VALEUR CALORIQUE |
| --- | --- |
| **Produits laitiers et œufs** | |
| Blanc d'œuf | 48 calories |
| Lait entier | 60 calories |
| Yaourt entier | 61 calories |
| Lait de chèvre | 69 calories |
| Fromage blanc | 98 calories |
| Crème liquide | 130 calories |
| Oeufs | 143 calories |
| Omelette | 157 calories |
| Fromage ricotta entier | 174 calories |

| ALIMENTS | VALEUR CALORIQUE |
| --- | --- |
| Céréales et pâtes | |
| Son d'avoine cuit | 40 calories |
| Boulgour cuit | 83 calories |
| Riz blanc cuit | 97 calories |
| Couscous cuit | 112 calories |
| Riz brun cuit | 112 calories |
| Millet cuit | 119 calories |
| Quinoa cuit | 120 calories |
| Macaroni au blé entier cuit | 124 calories |
| Spaghetti de blé entier cuit | 124 calories |
| Épeautre cuit | 127 calories |
| Blé khorasan (Kamut) cuit | 146 calories |

| ALIMENTS | VALEUR CALORIQUE |
|---|---|
| **Légumineuses** | |
| Tofu | 61-146 calories |
| Haricots cuits | 110 calories |
| Lentilles cuites | 114 calories |
| Haricots cuits (haricots) | 127 calories |
| Pois chiches | 164 calories |
| **Boissons** | |
| De l'eau | 0 calories |
| Le café | 1 calorie |
| Thé | 1 calorie |
| L'eau de noix de coco | 16 calories |

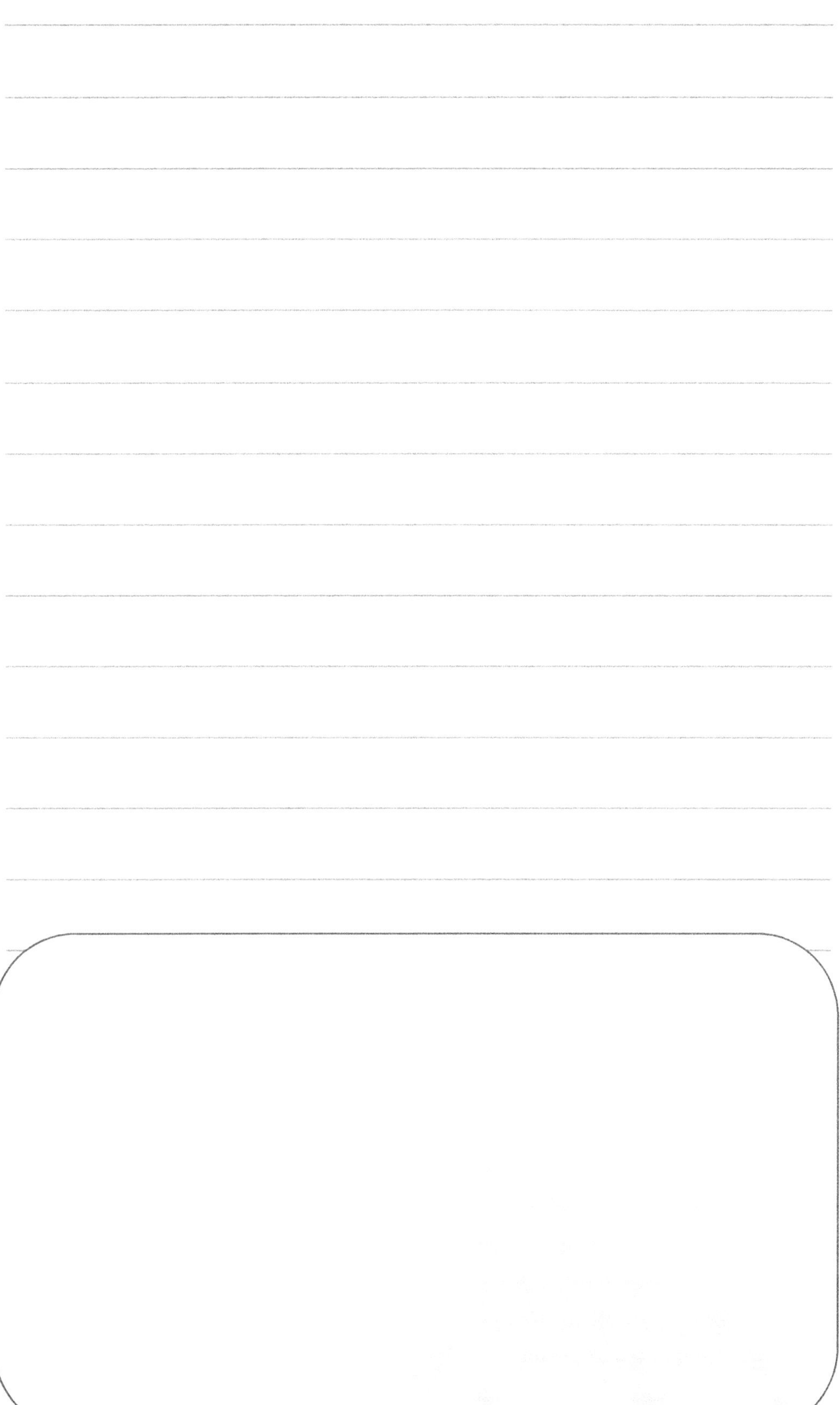

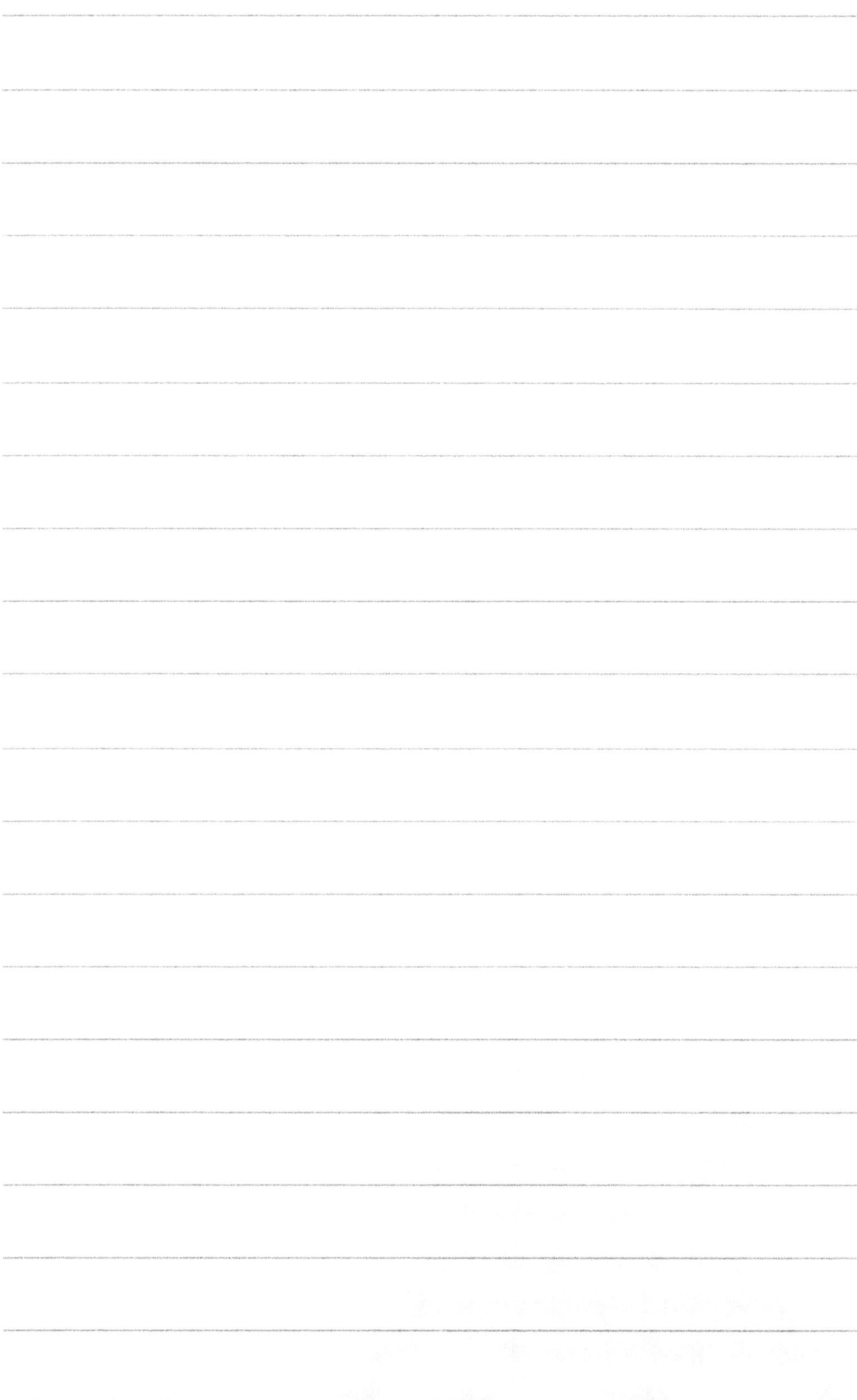

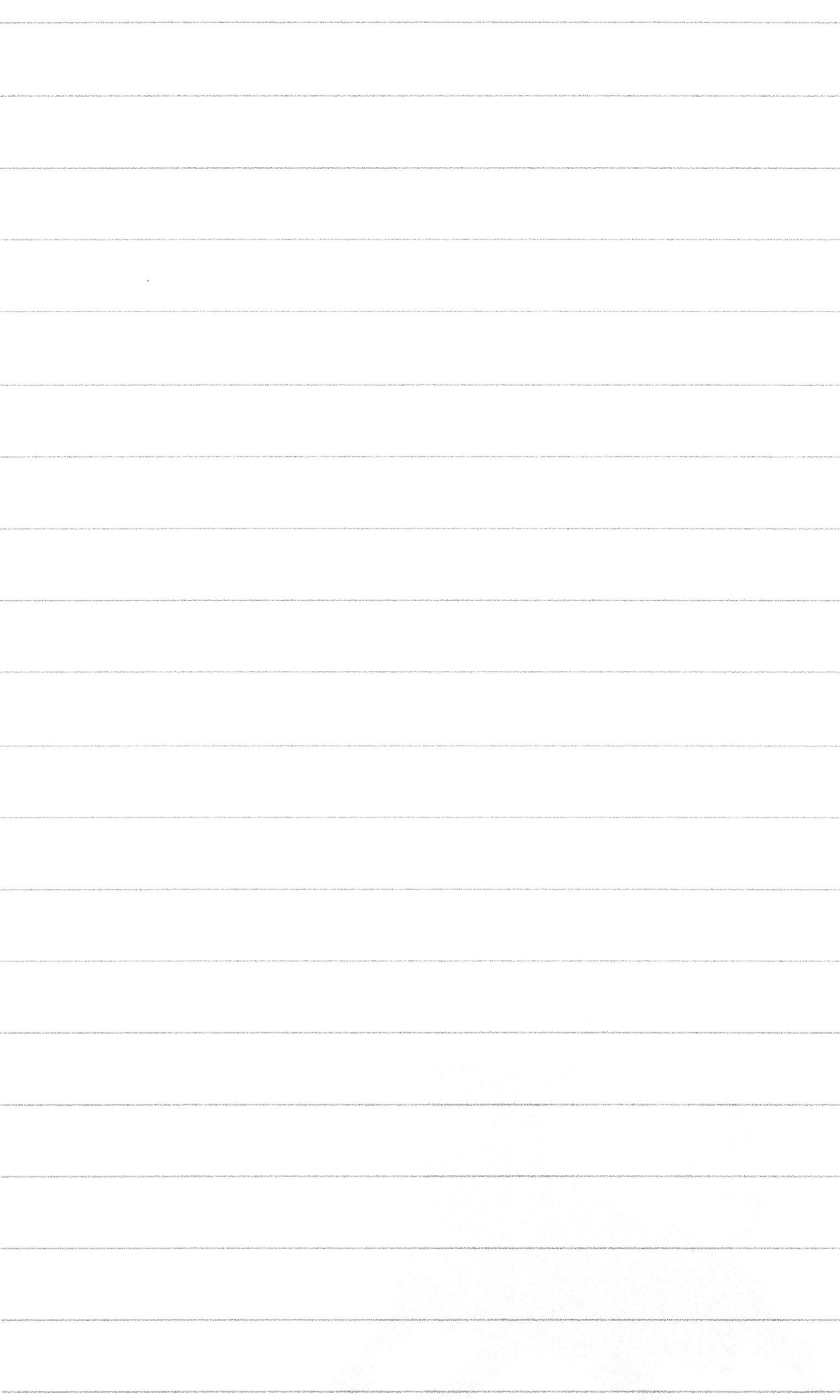

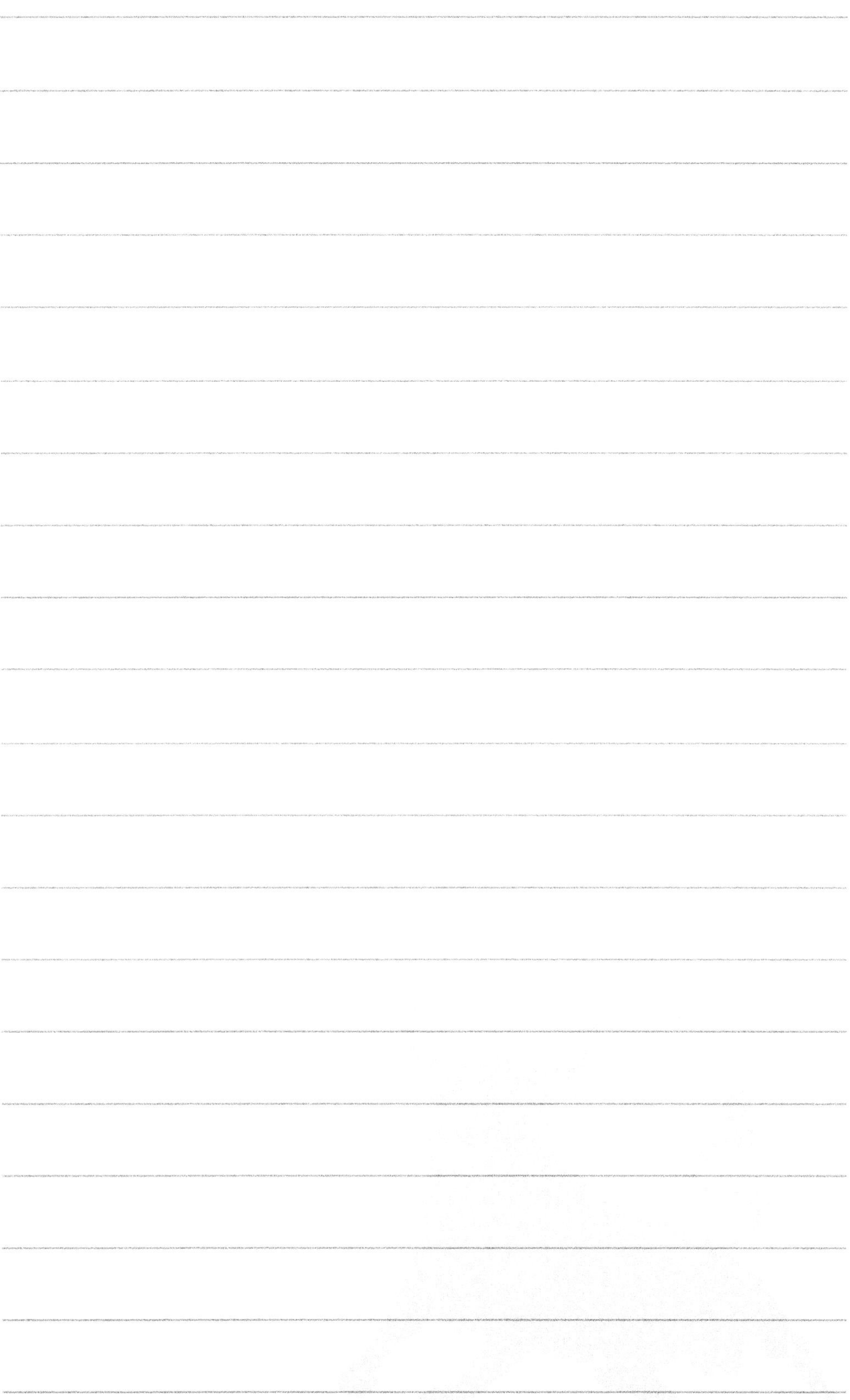